LES

MALADIES VÉNÉRIENNES

ET LEUR

TRAITEMENT SANS MERCURE.

L'INUTILITÉ DE CE MÉDICAMENT DÉMONTRÉE PAR CEUX MÊMES QUI L'EMPLOIENT TOUS LES JOURS,

Avec

UN MOYEN FACILE DE LE RECONNAITRE
DANS TOUTES LES PRÉPARATIONS QUI EN CONTIENNENT
SOUS D'AUTRES NOMS,

PAR LE DOCTEUR **BONNIÈRE**,
Rue de Paris, 19, à Lille.

WAZEMMES,
IMPRIMERIE ET LIBRAIRIE DE HOREMANS.

1858.

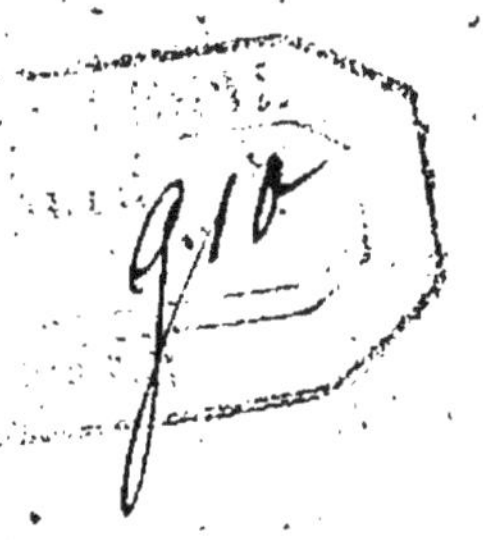

LES MALADIES VÉNÉRIENNES

ET LEUR

TRAITEMENT SANS MERCURE.

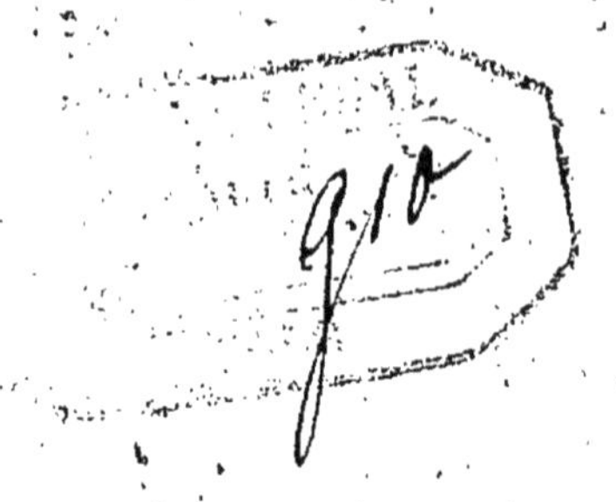

LES MALADIES VÉNÉRIENNES

ET LEUR

TRAITEMENT SANS MERCURE.

LES

MALADIES VÉNÉRIENNES

ET LEUR

TRAITEMENT SANS MERCURE,

PAR LE DOCTEUR **BONNIÈRE.**

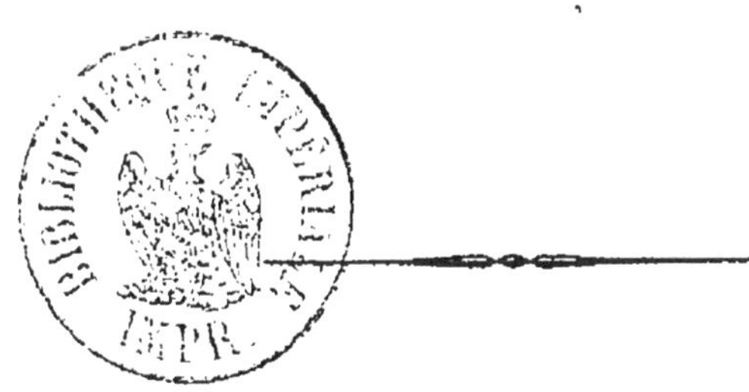

WAZEMMES,

IMPRIMERIE DE HOREMANS, LIBRAIRE ET LITHOGRAPHE.

1858.

INTRODUCTION.

Que de fois n'avons-nous pas entendu émettre le vœu suivant : Ne serait-il pas possible de se passer du mercure dans le traitement des maladies vénériennes ? Chaque jour on nous répète cette question ; il n'est pas un client qui ne commence par nous demander si nous employons le mercure; lorsque nous lui remettons une prescription entre les mains, il nous fait encore répéter l'assurance que nous lui avons déjà donnée, qu'il n'entre pas une parcelle de ce métal dans les médicaments dont il va faire usage, et nous tenons parole. Que de confrères pourtant, moins scrupuleux, à qui le malade défend — et il en a le droit, — de lui administrer des préparations mercurielles, ne tiennent aucun compte de cette injonction et remettent des ordonnances sur lesquelles le mercure sort du cabinet, sous un faux nom, sous un masque que le pharmacien connaît!

Oui, messieurs, vous avez le droit de demander à votre médecin de vous traiter sans mercure; et si, consciencieusement, il ne s'en croit pas capable, il doit vous en avertir et ne pas abuser de la confiance que vous avez en lui; car il est des médecins qui croient l'intervention de ce médicament nécessaire pour la guérison des maladies vénériennes et qui agissent avec conviction; il en est d'autres, et ils sont nombreux, qui agissent par routine et qui administrent du mercure, parce qu'ils l'ont vu employer par leurs maîtres....

Qu'allons-nous donc faire dans cet opuscule? Nous allons vous esquisser la physionomie des diverses maladies vénériennes; nous démontrerons l'inutilité du mercure dans leur traitement, et nous verrons par quelles substances on devra le remplacer quand besoin sera; en dernier lieu, nous donnerons le moyen de reconnaître le mercure dans les préparations qui en contiennent, sous d'autres noms, afin que le malade sache au moins à quoi s'en tenir.

Certains confrères, déjà, nous ont adressé des épithètes malsonnantes; mais, je vous en fais juge, messieurs, à qui appartiendra le plus beau rôle de ceux qui trompent les gens ou de celui qui les avertit qu'on les trompe?

En attendant votre réponse, nous allons tâcher de résoudre, avec la plus grande clarté possible, les questions que nous venons de poser, nous mettant à votre entière disposition pour éclaircir les doutes, les incertitudes qui pourraient encore rester dans vos esprits, après la lecture de ces quelques pages.

DES MALADIES VÉNÉRIENNES.

On désigne, sous ce nom, toutes les maladies contractées dans l'acte vénérien. Ces maladies peuvent être de deux sortes, si on les envisage sous le point de vue de leur effet sur l'économie tout entière : elles seront simples ou virulentes, selon qu'elles se borneront à des lésions locales sur les parties malades, ou qu'elles étendront leurs effets sur tout le corps.

Mais, avant d'aller plus loin, je dois vous dire ce que c'est qu'une maladie virulente, qu'un virus. On entend par ce mot, un principe, dont on ne connaît pas la nature, contagieux, donnant lieu à des accidents semblables à ceux sur lesquels on l'a puisé, et capable de produire dans tout le corps des modifications profondes, par son passage dans le sang. Ainsi le virus vaccin, pris sur un bouton de vaccine, détermine des boutons de vaccine, et modifie tellement le corps qu'il n'est plus susceptible de contracter la petite vérole. Ainsi la morve, le farcin, la rage sont dus à des virus particuliers; nous verrons qu'il en est de même de la syphilis ou vérole.

Cela bien posé, nous verrons, après chaque espèce de maladie vénérienne, dans quelle catégorie on doit la classer, virulente ou non virulente.

Pour cela, nous diviserons les maladies vénériennes en trois grandes classes :

1° Chaudepisse;

2° Chancre;

3° Accidents qui peuvent ou doivent accompagner la chaudepisse et le chancre.

Abordons séparément chacune de ces divisions, en commençant par la première :

DE LA CHAUDEPISSE.

Elle consiste dans une douleur plus ou moins grande que l'on éprouve en urinant, avec un écoulement de matière purulente par le canal de l'urèthre chez l'homme, et généralement par le vagin chez la femme. Cette douleur et cet écoulement peuvent être dus à différentes causes :

1° A une inflammation des muqueuses ;

2° A la présence de chancres sur ces membranes.

Examinons d'abord le cas où la chaudepisse est due à une inflammation, et c'est le plus ordinaire.

Toutes les causes d'irritation peuvent la produire : combien de fois n'avons-nous pas vu des militaires se donner, par l'introduction de fragments de bois de garou dans le canal, des chaudepisses qui devaient les faire exempter de quelques corvées : triste compensation, qu'en dites-vous? Dans ce cas, sont les flueurs blanches, le sang des règles, l'abus du coït, l'introduction de corps étrangers (sondes, etc.), et surtout le pus appliqué sur la muqueuse des parties génitales. Ainsi donc un individu pourra, par des excès vénériens, sans que la femme soit malade, contracter une inflammation, une véritable chaudepisse, et le pus qui en proviendra pourra lui-même déterminer des maladies semblables sur les parties génitales des femmes avec qui cet homme aura commerce.

Il est aussi des substances capables de produire des chaudepisses par leur seule ingestion : ainsi les asperges, l'abus de la bière, etc.

De tout temps on a connu la chaudepisse : Moïse en parle clairement et ordonne des précautions contre elle. Voyons maintenant si la chaupisse, telle que nous venons de la décrire, peut être virulente. On l'a dit maintes et maintes fois ; M. Cazenave, Vidal (de Cassis) et l'école anti-Ricordienne le répètent à chaque instant ; mais, mis en demeure de le prouver, aucun d'eux n'a pu le faire d'une manière péremptoire ; toutes les observations qu'ils présentent sont incomplètes. Je sais très-bien qu'on a vu des véroles survenir après des chaudepisses ; mais c'est qu'alors la chaudepisse était due à la présence d'un chancre dans le canal de l'urèthre : la vérole n'était pas la conséquence de l'inflammation, mais elle reconnaissait pour générateur le chancre. Soyez persuadés que, toutes les fois que vous verrez un malade se présenter avec une vieille chaudepisse simple, une gonorrhée, vous ne trouverez jamais de traces d'infection générale, à moins qu'il n'y ait eu autrefois des chancres ! Mais est-il un moyen de s'assurer de l'origine de la chaudepisse? Oui, messieurs, il en est un, l'inoculation du pus ; nous vous en parlerons plus tard : c'est la véritable pierre de touche du diagnostic.

Un mot, un argument sans réplique pour en finir : M. Diday a offert 1,000 fr. à quiconque lui présenterait dix individus atteints d'accidents secondaires à la suite d'une chaudepisse simple sans chancre ; les 1,000 francs sont encore en portefeuille ; nul des souteneurs de la virulence n'a osé entrer en lice !

Comme il n'y a pas de virus, de poison introduit dans toute l'économie, il n'y aura à combattre qu'une simple inflammation, que le contact de l'urine entretient sans cesse ; on parvient quelque fois à la faire disparaître avec des boissons émollientes ou rafraîchissantes ; mais, lorsqu'on peut s'y prendre à temps, lorsque l'inflammation ne s'est pas encore étendue à tout le canal, le moyen par excellence sera la cautérisation, par le nitrate d'argent, de tous les points enflammés. Ce n'est pas le caustique qui cause les rétrécissements : c'est la chaudepisse elle-même qui les produit à la longue ; on n'a donc aucune crainte à avoir à cet égard.

Ainsi, dans les trois premiers jours de l'existence d'une chaudepisse, lorsqu'on ne ressent encore qu'un léger picotement dans le canal, une sorte de démangeaison, on devra faire une injection avec la solution suivante :

> Nitrate d'argent cristallisé, 2 décigrammes.
> Eau distillée, 12 grammes.

On devra d'abord faire une première injection pour balayer le canal, puis une seconde qu'on retiendra pendant trois ou quatre minutes ; on ne laissera pas pénétrer l'injection trop avant dans l'urèthre : pour cela on la comprimera, avec le doigt, vers la partie moyenne de la verge. Plus tard, l'injection perdrait son utilité ; on devra alors avoir recours au copahu ou au cubèbe, qu'on pourra prendre sous forme de capsules, en potion, ou en électuaire, à la dose de 5 à 30 grammes par jour, selon le tempérament, la date de la maladie, etc. Il est impossible de poser des règles fixes sur ce point, le médecin devant chaque jour modifier les doses, suivant les individus, à moins de faire de l'empirisme. Plus tard, lorsque l'écoulement sera presque tari, on emploiera les injections astringentes à l'alun, au sulfate de zinc, au tannin, etc., dont on devra aussi, selon les cas, varier les proportions.

Une remarque en passant à ce sujet : certaines personnes ont voulu formuler des ordonnances toujours les mêmes contre les mêmes maladies ; qu'arrivait-il? on donnait à un individu faible, chétif, les mêmes doses qu'à un homme fort, robuste, et on s'étonnait de ne pas voir le médicament réussir aussi bien dans un cas que dans l'autre ! Ainsi, nous voyons chaque jour des malades supporter sans peine 30 et même 40 grammes de copahu, tandis que d'autres ne peuvent en prendre 5 grammes sans qu'il détermine des vomissements et de la diarrhée !

Disons un mot de la chaudepisse cordée : je ne connais pas d'exemple où elle ait été produite par un chancre ; elle n'est par conséquent jamais virulente et ne réclamera, par suite, jamais d'autre traitement que celui des inflammations graves ; le meilleur moyen qu'on puisse lui opposer est l'application d'une douzaine de sangsues au périnée, entre l'anus et la verge, puis l'emploi des mêmes médicaments que dans les cas de chaudepisse ordinaire.

Tout cela est bien simple ; eh bien ! le croiriez-vous, Vidal de Cassis et sa trop nombreuse école tiennent le langage suivant à ce sujet : « Quand il faut instituer la thérapeutique de la blennorrhagie, il faut, pour qu'elle soit complète, après les anti-blennorrhagiques, qu'on administre le traitement du chancre. » Ecoutez-le encore, et vous saurez quel est ce traitement du chancre : « Les pilules de Dupuytren (bichlorure de mercure) doivent être continuées pendant deux mois sans interruption, sous peine d'être obligé de tout recommencer. » Et savez-vous combien cela faisait de mercure? juste 2 grammes 40 centigrammes. Et pourquoi? contre quoi? contre une crainte chimérique : celle d'une vérole qui ne devait pas, qui ne pouvait pas arriver !

Vidal, pourtant, n'ignorait pas les dangers de l'administration du mercure, lui qui ordonne aux personnes qui pratiquent des frictions mercurielles sur des malades de se servir de gants, afin de n'être pas en contact avec le médicament ! Que de frictions il faudrait faire avec les doigts avant d'absorber 2 grammes 40 centigrammes de mercure ! Aussi est-il inconcevable que l'on puisse conseiller en général un pareil mode de traitement. Il est vrai que l'auteur de la méthode conseille aux autres de l'employer, — mais ne s'en sert pas ; car dans son ouvrage, sur cinq cas de blennorrhagie cités, il ne donne pas à ses malades un seul grain de mercure et leur délivre à chacun des certificats de guérison parfaite.

Que dire en face de pareilles contradictions ? — Que vous préférez vous abstenir du mercure, en pratique, et vous aurez raison ; maintenant nous voilà tout à fait d'accord, passons à une autre question dans laquelle nous trouverons aussi quelques petits détails assez curieux, quelques petites contradictions... mais n'anticipons pas.

DU CHANCRE.

Que de fois on nous a adressé cette question : Comment débute un chancre ? Voici quelle était notre réponse invariable : le chancre peut débuter de deux manières, selon qu'il a son siége sur la peau intacte ou sur une écorchure. Je sais fort bien que certains auteurs, et il en est d'illustres même parmi eux, que certains auteurs prétendent que le virus ne peut s'inoculer sur la peau intacte, qu'il faut que l'épiderme soit détruit pour que l'absorption ait lieu; mais, comme cette question ne nous intéresse pas, nous la négligerons : peu importe comment cela se fait, pourvu que cela soit, et malheureusement personne ne révoquera en doute l'existence des chancres!.... Sur le gland, où l'épiderme manque, les choses se passeront comme sur la peau excoriée.

Supposons l'épiderme intact ou présentant seulement une simple piqûre; au bout de quelques heures, ou quelquefois de trois ou quatre jours, après les rapports vénériens, on voit apparaître un point blanc, entouré d'une auréole rouge, sur une partie quelconque du prépuce. Ce point blanc va toujours s'élargissant, et constitue un véritable bouton rempli de pus et du volume de la tête d'une épingle; bientôt l'épiderme se déchire et livre issue à ce pus. Ce n'est généralement qu'à cette époque qu'on s'aperçoit de l'avanie dont on est la victime; on trouve alors une petite plaie à contours arrondis, à fond grisâtre et laissant écouler une certaine quantité de pus.

Dans le second cas, comme l'épiderme manque, il ne se produit pas de bouton et l'on trouve sur l'écorchure ou sur le gland une ulcération grisâtre, en tout semblable à celle qu'on trouve, dans le cas précédent, après la déchirure de la peau.

A partir de ce moment, le chancre se comporte différemment, selon qu'il est de nature vénérienne simple, ou de nature syphilitique, ce que l'on reconnaît aux caractères suivants.

DU CHANCRE SIMPLE.

La petite plaie dont nous venons de parler s'agrandit peu à peu ; ses bords se décollent et paraissent avoir été découpés à l'emporte-pièce ; le fond est comme déchiqueté et très-irrégulier ; la base est généralement molle ; dans le cas où elle offre une certaine dureté, celle-ci n'est jamais due qu'à une inflammation des tissus situés au-dessous du chancre, et disparaît par conséquent avant la cicatrisation de l'ulcère. Nous verrons qu'elle diffère en cela de l'induration du chancre syphilitique. Souvent plusieurs chancres se développent à la fois, ou bien il s'en forme successivement de nouveaux à côté du premier, produits par le pus abondant qui s'écoule de celui-ci. Ces chancres peuvent alors rester isolés les uns des autres et conserver leur forme arrondie, ou bien se réunir plusieurs ensemble et confondre leurs bords, de sorte que l'ulcère pourra affecter une figure très-irrégulière. Nous ferons remarquer, en passant, que le chancre simple n'a jamais été observé à la tête. (1).

Le chancre simple a une tendance envahissante; on ne peut jamais prévoir où il s'arrêtera ; c'est lui qui produit généralement ces énormes ulcères qui dévorent la verge en tout ou en partie, qui peuvent s'étendre jusqu'au cou et couvrir en même temps les deux jambes ! Enfin, c'est lui qui donne lieu à ces bubons suppurés qui laissent après eux des traces ineffaçables! Mais, en revanche, jamais le chancre simple ne donne lieu à des accidents consécutifs ; sa fureur s'éteint avec les désordres locaux qu'il occasionne ; il n'a pas le caractère insidieux et rancunier du chancre induré, avec lequel on ne sait jamais à quoi s'en tenir, s'il a pardonné ou non. Voulez-vous, sur ce point, con-

(1) On vient, il y a quelques jours, de réussir à l'inoculer dans cette région. C'est à M. Huebbenet qu'on doit ce résultat.

naître l'opinion d'une école contraire? ouvrons l'ouvrage de M. Vidal (de Cassis) : « Tous les chancres sont également graves puisque tous se ressemblent à leur début ; les effets du virus sur l'économie, l'établissement de la diathèse ne dépendent donc nullement du caractère du chancre, mais de l'état de l'organisme, de la manière dont il sera impressionné, de la manière dont il réagira. » Ainsi donc, pour lui c'est une question de tempérament que l'induration ou la non induration du chancre! Allez trouver un des partisans de M. Vidal (malheureusement ils sont encore nombreux), et demandez-lui, à l'inspection de votre physionomie, d'après la connaissance de votre tempérament, si votre chancre est simple ou induré : je ne crois pas qu'il ait assez d'impudence pour répondre. Cette question n'est pas stérile. M. Vidal admet que : « Des chancres parfaitement caractérisés et abandonnés à eux-mêmes, ou seulement traités par des moyens insignifiants, ont été cependant guéris radicalement, c'est-à-dire qu'après la réparation de l'ulcère, tout a été fini et rien de syphilitique n'a plus été remarqué chez ces malades. »

Il convient donc que tous les chancres ne sont

pas suivis de vérole, et il ne peut pas reconnaître quels sont ceux qui infectent ainsi l'économie. Aussi, que fait-il ? Il les traite tous par le mercure !

Voilà, Messieurs, où peut conduire un principe faux.

Non! tous les chancres ne sont pas les mêmes.

A M. Ricord l'honneur d'avoir su, le premier, les distinguer, en nous faisant connaître le rapport obligé qui existe entre l'infection syphilitique ou la vérole, et l'induration du chancre.

DU CHANCRE INDURÉ.

Nous avons déjà dit que le chancre induré et le chancre simple débutaient de la même manière; voyons, maintenant, quand ils commenceront à suivre une route différente et ce que va devenir le chancre qui porte la vérole dans ses flancs. Du troisième au quinzième jour, sa base commence à acquérir un certain degré de dureté; elle paraît reposer sur des tissus élastiques, et présente, lorsqu'on la comprime entre les doigts, une résistance facilement reconnaissable, lorsqu'on l'a constatée une seule fois. Cette induration peut s'étendre en profondeur, et alors on trouve la sensation d'un corps arrondi, comme un pois, qu'on peut isoler des tissus environnants ; ou bien elle n'est que superficielle et semble faire un lit au chancre ; alors il faut une main exercée pour la reconnaître ; aussi, que de fois a-t-on pris pour des chancres simples ceux qui n'offraient que cette espèce d'induration ! De là sont sorties bien des erreurs ; et pourtant ce n'était pas la nature qu'il fallait accuser d'inconstance, c'était à leur inexpérience que devaient s'en prendre les fauteurs de ces erreurs.

Qu'est-ce que cette induration ? Est-elle la cause de la syphilis, ou en est-elle un des effets, une des manifestations ?

Lorsque le chancre s'indure, c'est que le virus passe dans l'économie, alors la vérole doit arriver fatalement ; l'induration est le premier accident secondaire ; ce n'est pas plus la cause de la vérole que le thermomètre n'est la cause de la chaleur : elle indique que la vérole est là, voilà tout. En effet, si l'induration était la cause de la syphilis, il suffirait d'enlever les parties indurées pour couper le mal dans sa racine, et malheureusement il n'en est pas ainsi. Lorsque le chancre est déjà induré, il est trop tard, la destruction du virus n'est plus possible, car il est répandu dans tout le corps, le premier moment de l'induration coïncidant exactement avec le premier moment de l'absorption du poison. Cette induration persiste souvent longtemps après la cicatrisation du chancre et reste là comme un signe accusateur de l'origine de la syphilis.

Mais ne croyez pas que l'induration soit le seul caractère qui différencie le chancre simple du chancre porte-vérole. Les bords de ce dernier sont rarement décollés, le fond de l'ulcère est grisâtre, mais uni et régulier; le chancre est souvent unique, on n'en voit presque jamais survenir plusieurs consécutivement; la sécrétion du pus est généralement à peu près nulle, et celui-ci ne tarde pas à cesser d'être inoculable; cette espèce n'a guère de tendance à l'agrandissement ; souvent il borne ses ravages à une étendue au plus égale à une pièce de cinquante centimes. Enfin, il n'occasionne pas une fois sur mille des bubons qui suppurent.

Plusieurs fois déjà je vous ai parlé de bubons et je ne vous ai pas encore dit ce que c'était ; j'avais mes raisons pour cela, croyez-le bien ; je ne voulais en venir là qu'après vous avoir fait connaître les maladies dont ils sont les satellites ; maintenant que vous pouvez me comprendre, écoutez-moi.

DU BUBON.

Un mot de physiologie d'abord. L'absorption des matières déposées sur la peau ou les muqueuses se fait par des petits canaux, différents des veines et des artères, auxquels on a donné le nom de vaisseaux lymphatiques. Plusieurs de ces vaisseaux convergent vers un même point, où ils se réunissent et s'abouchent les uns avec les autres dans une espèce de petite glande, une tumeur à laquelle on a donné le nom de ganglion lymphatique. De l'extrémité opposée de cette tumeur part un conduit plus volumineux qui va se jeter dans un autre ganglion, et ainsi de suite jusqu'à ce qu'un dernier vaisseau, d'un calibre assez considérable, aille déverser dans une veine, et de là dans le cœur, toutes les matières recueillies par les vaisseaux lymphatiques de tout le corps. Les ganglions lymphatiques font subir une préparation, une élaboration aux matières qui les traversent ; ils les digèrent, pour ainsi dire.

Examinons maintenant l'effet des diverses maladies vénériennes sur les ganglions lymphatiques.

1° *Bubon de la chaudepisse.* Lorsque la peau ou la muqueuse sont irritées, enflammées, les extrémités des vaisseaux lymphatiques, qui prennent naissance dans leur épaisseur, subissent cette irritation qui peut se propager dans toute la longueur des conduits et gagner les ganglions ; alors ceux-ci se gonflent, deviennent douloureux ; c'est ce que l'on observe tous les jours ; qui n'a pas vu les ganglions du cou s'engorger sous l'influence d'une fluxion dentaire ? C'est ici une simple propagation de l'inflammation, et la maladie pourra se terminer comme toutes les autres inflammations par la résolution ou la formation d'un abcès ; un traitement convenable pourra habituellement prévenir cette fâcheuse terminaison.

Dans les cas où la suppuration aura lieu, jamais le pus ne sera inoculable : nous verrons qu'il diffère en cela de celui du chancre simple. La plaie résultant de l'ouverture de l'abcès sera une plaie simple et n'offrira pas les caractères du bubon chancreux.

Vous comprendrez facilement aussi que l'inflammation pourra traverser le premier ganglion, ou plutôt suivre les parois de ses conduits et gagner ainsi les ganglions suivants ; en outre, les lymphatiques de tout le canal de l'urèthre peuvent être affectés et tous les ganglions correspondants s'enflammer à la fois ; aussi, dans la plupart des cas, *on trouve, au pli de l'aîne, une série de tumeurs, séparées les unes des autres, mobiles, peu douloureuses à la pression, et revenant habituellement, au bout d'une quinzaine de jours, à leur volume ordinaire.*

2° *Bubon du chancre simple.* Rappelez-vous qu'ici le pus jouit de propriétés irritantes et ulcérantes tout à la fois. Nous pouvons, à la rigueur, comprendre que le chancre agisse seulement comme irritant sur les extrémités lymphatiques ; alors il ne produira que des bubons semblables à ceux que nous venons d'étudier ; mais le plus souvent le pus du chancre est absorbé par les vaisseaux lymphatiques et transporté dans les ganglions. Ce pus est doué de propriétés contagieuses éminemment destructives; il produira, dans le ganglion, un véritable chancre avant d'avoir pu être digéré; mais il ne franchira jamais ce ganglion avant de perdre ses propriétés ulcérantes et ne pourra plus agir, sur les ganglions suivants, que comme celui de la chaudepisse, que comme un simple corps irritant; le plus souvent même il bornera toute son action à la première station.

Vous venez de voir, messieurs, quelle a été l'action du pus chancreux dans le ganglion. Il a fait là ce qu'il avait fait sur la verge; il a ulcéré peu à peu les parois, et va finir par se faire jour au dehors. Dans ce cas, la suppuration est inévitable; je le dis à regret; mais, si on obtient la résolution, on peut être certain qu'on n'avait affaire qu'à une simple inflammation et non à un chancre dans le bubon. Au reste, si l'inflammation simple amène la formation d'un abcès, le pus ne sera jamais inoculable et différera en cela de celui du bubon chancreux, qui sera toujours susceptible d'être inoculé, puisqu'il est produit par un véritable chancre simple.

Vous me demandez comment il se fait qu'on

observe quelquefois plusieurs bubons suppurés à la fois ; c'est que tous les vaisseaux lymphatiques partis de points voisins sur la verge, n'aboutissent pas tous au même ganglion et peuvent, par conséquent, conduire le pus dans plusieurs à là fois.

Ainsi engorgé, enflammé, ulcéré à l'intérieur, ces ganglions remplissent le rôle de corps étrangers ; ils déterminent autour d'eux une vive irritation ; tous les tissus environnants s'enflamment à leur tour et voici ce qu'on trouve en général : *une tumeur volumineuse dans l'intérieur de laquelle on sent un ou plusieurs ganglions engorgés, de volume variable, soudés entre eux et par suite immobiles, très-douloureux à la pression, finissant par s'ouvrir au dehors et donnant lieu à un pus inoculable.* Cette perspective, d'une suppuration presque inévitable, n'a rien de bien réjouissant, me direz-vous, permettez-moi de n'être pas de votre avis, car soyez très-certain de n'avoir pas à craindre la vérole : le bubon suppuré inoculable est une assurance contre elle ; il atteste que votre chancre n'était pas induré; c'est ce que vous allez voir à l'instant.

4° *Du chancre induré.* Cette espèce de chancre

peut, comme l'autre, déterminer des inflammations ganglionnaires par extension de l'irritation, mais le plus souvent comme ces chancres n'excitent pas une grande réaction inflammatoire, cela n'aura pas lieu. N'allez pas croire, cependant, que le chancre induré ne fera pas ressentir son influence sur les ganglions voisins ; loin de là, messieurs ; soyez certains que, toutes les fois qu'un ulcère de cette nature se développera sur une partie du corps, les glandes lymphatiques correspondantes seront fatalement affectées d'une manière tout à fait spéciale. Le pus porte-vérole, qui imprime au chancre son cachet, l'induration, ne s'en tiendra pas là : il marquera aussi du même caractère tous les ganglions qu'il traversera, sans que ceux-ci aient le pouvoir de neutraliser son action virulente. Ce pus, ne jouissant pas de propriétés contagieuses très-destructives, ou n'ulcérera pas l'intérieur des ganglions, ou au moins l'ulcère ne se fera pas jour au dehors.

Ainsi, soyez certains que lorsque vous trouverez aux parties génitales un chancre induré, vous trouverez en même temps les ganglions de l'aine indurés comme lui, et réciproquement, quand vous trouverez ces ganglions indurés, vous pourrez dire, à coup sûr, qu'il existe dans quelque recoin un chancre induré, ou au moins qu'il en a existé un! Les ganglions se présentent alors invariablement sous la forme suivante : *on sent au toucher, dans le voisinage du pli de l'aine, une série de petits corps durs de la grosseur d'un pois à celle d'une noisette ; ces petites tumeurs ne sont nullement douloureuses, même lorsqu'on les comprime entre les doigts, ne suppurent pas une fois sur mille, et encore alors le pus n'est-il pas inoculable; elles conservent cette dureté caractéristique pendant plusieurs mois et même quelquefois pendant plusieurs années.*

Ces accidents, on le voit, n'ont rien de bien terrible en apparence; mais malheureusement ils portent la vérole après eux ! Nous nous sommes appesanti à dessein sur les caractères que présente le bubon dans chacune des maladies vénériennes ; nous allons les résumer en peu de mots, car ils sont gros de renseignements, dans un tableau synoptique :

CHAUDEPISSE.	CHANCRE SIMPLE.	CHANCRE INDURÉ.
1° Tumeurs douloureuses à pression,	1° Tumeurs douloureuses;	1° Tumeurs non douloureuses de la grosseur d'un pois à celle d'une petite noix;
2° Isolées les unes des autres;	2° Rassemblées en masse par des tissus enflammés;	2° Isolées
3° Ne suppurant presque jamais,	3° Suppurant presque toujours;	3° Ne suppurant jamais,
4° Ou bien le pus n'est pas inoculable,	4° Pus inoculable reproduisant le chancre;	4° Ou bien pus non inoculable
5° Disparaissant ordinairement en quelque jours,	5° Pas de vérole consécutive.	5° Persistant longtemps avec leur dureté caractérisque
6° Pas de vérole consécutive.		6° Vérole après elles.

Vous voyez, messieurs, que ces caractères sont bien tranchés ; de plus, de quelle utilité pratique ne sont-ils pas? Est-il indifférent de savoir si l'on est sous le coup de la syphilis, et, par conséquent, incapable de mariage, ou d'être certain d'être à l'abri des griffes du monstre? D'un autre côté, l'état de l'aine nous indiquera si telle chaudepisse, dont la nature nous est inconnue, est due à une simple inflammation, ou à un chancre simple, ou à un chancre induré. Toujours si le bubon suppure, malgré un traitement rationnel, et si le pus est inoculable, on peut affirmer avoir affaire à un chancre simple du canal ; d'une autre part, si l'on trouve les ganglions de l'aine indurés, on sera certain de l'existence d'un chancre induré dans ce même canal.

Vous voyez que j'avais raison d'insister sur ce point : le bubon est un véritable phare destiné à nous guider dans le dédale souvent trop obscur des antécédents vénériens. Il est, nous le savons, des causes d'erreurs : ainsi, le don du chancre simple pourra avoir été accompagné de graine de chancre induré, et on trouvera des manifestations de chacun d'eux sur les ganglions de l'aine ; ou bien un chancre simple se greffera sur la cicatrice encore indurée d'un ulcère ancien, et alors on trouvera, d'un côté, un ulcère paraissant induré et de l'autre des ganglions qui ne le seront pas et qui suppureront.

En outre, lorsque l'on a eu déjà des chancres syphilitiques, on peut en prendre de semblables, sur une femme qui en sera atteinte, et ceux-ci ne s'indureront pas, et les ganglions ne témoigneront plus l'infection ; car, sachez-le en passant, on ne peut l'acquérir, cette infection, qu'une fois en sa vie, probablement parce qu'on la garde toujours, dit Ricord. Au reste, nous reviendrons là-dessus.

DES ACCIDENTS CONSÉCUTIFS DU CHANCRE INDURÉ.

Nous l'avons déjà dit, l'ulcère vénérien à base molle, la chaudepisse inflammatoire, sont impuissants à modifier toute l'économie; ils n'ont qu'une action locale; le sang, les humeurs ne sont pas empoisonnés à leur suite; la chaudepisse ou l'ulcère guéri, tout est dit, tout est fini.

Mais, hélas! il n'en est plus de même après le chancre induré. La vérole survient fatalement à sa suite, la vérole avec son hideux cortége d'accidents de toutes sortes, sur la peau, les membranes muqueuses, les tissus cellulaires, fibreux, osseux, sur les viscères ; car il n'est aucune partie du corps qu'elle respecte. Examinons brièvement ces désordres si divers, si variés, en les prenant dans leur ordre habituel d'évolution.

Du 25e au 150e jour après l'apparition de l'ulcère induré, vers le 35e, en moyenne, le malade commence à ressentir des maux de tête persistants, généralement peu intenses ; il se plaint d'une lassitude générale ; les jambes sont pesantes ; en même temps on observe un engorgement des ganglions lymphatiques de la partie postérieure du cou, qui paraissent sous la peau comme une série de petits pois. On trouve quelques croûtes d'un jaune sale sur la tête, au milieu des cheveux ; l'abdomen présente des taches rouges qui jaunissent bientôt et deviennent légèrement farineuses ; sur les lèvres, le gosier, les parties génitales on trouve de petites plaques ulcérées, grisâtres. Tel est le premier groupe d'accidents qui vous annoncent que la vérole est en possession de votre individu. Ce ne sont encore, de sa part, que des tracasseries bénignes : à mesure qu'elle va marcher, assurer sa conquête, ses prétentions deviendront plus exorbitantes ; suivons-là : après les taches sur la peau, et quelquefois en même temps qu'elles, apparaissent sur le bas de la poitrine, sur les bras, l'abdomen, des élevures, de petites tumeurs, dont le volume varie de la grosseur d'une tête d'épingle à celle d'une lentille, surmontées d'une petite croûte et entourées d'une auréole couleur cuivre rouge. C'est-là ce qui constitue la *papule syphilitique :* elle laisse après elle une tache d'un jaune fauve qui disparaît à la longue.

Après les papules, viennent les *vésicules :* ce sont de petits boutons transparents, nombreux, réunis les uns à côté des autres, qui se crèvent et laissent à leur place une surface rouge cuivrée, qui se couvre de petites lamelles blanchâtres, ou de croûtes d'un jaune noirâtre, sale, épaisses, adhérentes. Souvent ces plaques, qui peuvent siéger sur tout le corps, affectent une forme arrondie.

Les *pustules* que nous trouvons ensuite en diffèrent en ce que les boutons, au lieu d'être très-petits et transparents, sont plus volumineux et remplis de pus; en outre, ils sont toujours isolés et ne laissent jamais à leur place les larges plaques que nous voyons dans les maladies vésiculeuses. Au bout d'un ou deux jours le bouton se vide; il se forme une petite croûte sur la déchirure et il ne reste plus qu'une petite élévation cuivrée résistante au doigt. Ces boutons se voient surtout au front, où ils constituent le *corona veneris*, et sur le ventre. Rarement les dimensions de ces boutons atteignent celles d'une lentille.

Ainsi résumons-nous : taches rouges (roséole), ulcères divers (plaques muqueuses), papules, vésicules, pustules; tels sont les accidents que l'on désigne généralement sous le nom de *syphilides secondaires*. Ils sont d'une médiocre gravité et constituent plutôt un désagrément qu'une véritable maladie.

Nous avons maintenant à vous parler, pour terminer l'histoire *d'un premier groupe des accidents secondaires*, de la chute de l'épiderme et des cheveux. On a donné à la première le nom de *pityriasis*, de *pelade*, et à celle des cheveux celui d'*alopécie*.

Le pityriasis consiste dans la dessiccation, la desquamation de l'épiderme du cuir chevelu, qui tombe sous forme d'une poussière blanche; la pelade a le plus souvent son siége à la paume des mains, des pieds, dont l'épiderme se détache peu à peu et laisse voir la peau rouge, luisante au-dessous de lui.

L'alopécie consiste dans une chute des cheveux plus ou moins abondante ; tantôt ceux-ci ne font que s'*éclaircir*, ou bien ils tombent par plaques et *tonsurent* les malades ; enfin toute la tête peut être dénudée par suite de la perte complète des cheveux, de la barbe et des sourcils, « ce qui donne aux malades une figure ridicule, » dit Brassavole. Faisons remarquer, en passant, que généralement ces malades ont pris du mercure : est-ce bien à la vérole? n'est-ce pas plutôt au médicament qu'il faut attribuer l'alopécie? J'ai vu deux personnes n'ayant jamais eu de maladies vénériennes perdre leurs cheveux à la suite de frictions d'onguent gris!

Passons maintenant au *second groupe des accidents secondaires*. Nous remarquerons ici quelques-unes des syphilides déjà observées : ainsi les *pustules*, mais avec des caractères bien plus graves ; elles seront plus vastes, plus profondes, auront une tendance ulcérative, envahissante ;

elles auront principalement leur siége aux jambes, à la face, sur les joues, les ailes du nez, qu'elles pourront détruire entièrement. Elles se recouvriront de vastes croûtes noirâtres, sillonnées, ridées, adhérentes à la peau. Si on enlève la croûte, on trouve une ulcération profonde, à bords taillés à pic, à fond grisâtre, quelquefois de la largeur d'une pièce de 5 fr.! Des lésions semblables pourront avoir pour point de départ des *tubercules* syphilitiques qui se présentent sous la forme de petites tumeurs qui finissent par s'ulcérer.

En même temps, on trouve des *ulcérations* sur les muqueuses de la bouche, du gosier, des parties génitales, etc., larges, profondes, douloureuses, bien différentes des plaques muqueuses que nous avons vues figurer dans le premier groupe des accidents secondaires.

A cette période se rattache encore la chute des ongles (*onyxis*), par suite de l'ulcération, de la destruction de leur matrice ; l'*iritis syphilitique*, qui consiste dans la production sur l'iris (membrane de l'œil, colorée en bleu, noir, gris, selon les personnes et qui présente au centre la pupille, ouverture arrondie que chacun connaît) de boutons semblables à ceux que nous avons vu sur la peau : vésicules, papules, pustules. C'est une maladie toujours très-grave.

Voilà, messieurs, les divers accidents, auxquels on a donné le nom de secondaires, dans leur ordre d'évolution. Il en est qui peuvent manquer ; je dirai plus, il est extrêmement rare de les observer tous sur le même malade : à peine en cite-t-on des exemples ; en outre, ils peuvent empiéter les uns sur les autres, se produire tellement rapidement que leurs prédécesseurs subsistent encore.

Passons au traitemnt de la syphilis.

TRAITEMENT DE LA SYPHILIS.

Pauvres malheureux qui portez des chancres, vous arrivez dans le cabinet d'un docteur ou d'un médecin ; vous exposez votre cas ; vous exhibez les pièces de conviction..... Alors si le docteur vous tenait le discours suivant : « Mes petits agneaux, ce sont des chancres que vous portez-là ; c'est bien méchant des chancres, bien méchant, bien méchant. Il y en a qui sont suivis de la vérole, d'autres qui ne le sont pas : je ne peux pas vous dire ce qui adviendra des vôtres, je ne le sais pas. S'il ne doit pas arriver d'accidents consécutifs, il n'en arrivera pas ; s'il doit en arriver, il en arrivera, quoique nous fassions. Je vais vous donner du mercure, ça ne prévient pas la vérole, ça ne la guérit pas ; c'est un bien violent poison, mais je vais vous en donner exactement autant que je pourrai, pour ne pas vous empoisonner sur le coup ; vous serez ainsi tout à la fois hydrargyrisé et peut-être vérolé (nous n'en savons rien) ; vous *pouvez* être déjà malade, nous ne devons donc pas craindre d'y ajouter une autre maladie... Mais surtout prenez bien garde de laisser toucher qui que ce soit à ce que nous vous donnons là, au mercure. » Je doute fort que le malade serait de l'avis de son médecin ; mais aussi jamais celui-ci ne tient-il de semblables discours ; loin de là ! Il promet, le mercure aidant, une prompte guérison... et le malade emporte le poison, le prend avec soin et exactitude, s'en rapportant entièrement à la bonne foi du médecin ; — je parle du malade en général, — car il en est qui vous disent tout d'abord : « Docteur, traitez-moi comme vous voudrez, mais pas de mercure. » — Mais si maintenant nous vous disions que le langage, que nous prêtions tout à l'heure au médecin, s'il n'est pas sur ses lèvres, est dans sa pensée, vous croiriez que nous plaisantons : pas du tout. Prenons un livre académique, le traité des maladies vénériennes de Vidal (de Cassis), le guide, le code, l'évangile d'une multitude de médecins, de presque tous les praticiens, et nous allons retrouver là, presque phrase par phrase, ce que nous avons fait dire au médecin. Commençons :

« *Il est des chancres qui sont suivis de la vérole, et d'autres qui ne le sont pas.* »

(Page 299). « Des chancres parfaitement caractérisés et abandonnés à eux-mêmes, ou seulement traités par des moyens insignifiants, ont été cependant guéris radicalement, c'est-à-dire qu'après la réparation de l'ulcère, tout a été fini et rien de syphilitique n'a plus été remarqué chez ces malades. »

— Poursuivons :

« *Je ne peux pas vous dire ce qui adviendra du vôtre, je ne le sais pas.* »

(Page 217.) « Tous les chancres sont également graves, puisque tous se ressemblent au début. » (Et page 299.) « *Ce qu'on ignore*, ce sont les âges, les constitutions, les tempéraments, le sexe qui peuvent promettre le plus souvent cette immunité. »

« *S'il ne doit pas arriver d'accidents consécutifs, il n'en arrivera pas*, etc. »

Oh ! ici, les citations ne manquent pas :

(Page 225) : « Cette méthode (le traitement mercuriel) a rarement échoué, c'est-à-dire qu'elle a été préservatrice toutes les fois qu'elle a été appliquée à temps, bien dirigée et régulièrement suivie. Elle fait la base de ma pratique depuis quinze ans. On a cité des malades qui, traités ainsi, ont cependant éprouvé des accidents consécutifs. Si l'on avait bien interrogé ces malades, on aurait trouvé que le traitement a été entrepris lorsque le chancre avait déjà acquis le degré d'induration qui indique l'existence de la diathèse syphilitique. »

Oh ! je m'arrête ici : comment, M. Vidal, vous ne prévenez donc que les accidents consécutifs du chancre non induré ? Mais le chancre simple n'est, nous l'avons dit, jamais suivi de ces sortes d'accidents ! Vous ne prévenez-donc que ce qui ne doit pas, qui ne peut pas arriver : ce n'est guère difficile; il n'est pas de tâche plus aisée que celle de guérir des gens qui ne sont pas malades. Quoi qu'il en soit, nous enregistrons toujours votre aveu : *le mercure ne prévient pas les accidents consécutifs du chancre induré.*

Poursuivons encore :

(Page 226): « Non-seulement le mercure ne guérit pas le chancre phagédénique (rongeur), il peut même l'aggraver. »

Mais les chancres qui n'ont pas de tendance envahissante guérissent parfaitement sans mercure : et ce métal est impuissant contre ceux qui ont cette tendance ! Réfléchissez.

Vous me direz peut-être qu'il est faux que les chancres guérissent sans mercure ? Ecoutez :

(Page 409): « Il est très-vrai, et la preuve en a déjà été faite dans ce livre, que le chancre peut se réparer sans le secours du mercure. »

Ainsi donc le mercure ne prévient pas les accidents consécutifs ; il n'est pas nécessaire pour la réparation des ulcères primitifs. Voyons s'il suffit pour guérir les accidents secondaires.

(Page 289): « M. Baumès conseille le bi-chlorure de mercure : je *préfère* le protoïodure que j'administre, comme je le dirai quand il sera question du traitement de la vérole confirmée. Je donne surtout le protoïodure, si les pustules existent avec d'autres accidents qui prouvent que la diathèse syphilitique est déjà établie. »

Vous n'avez donc pas confiance au mercure, monsieur Vidal, que vous ordonnez l'iode en même temps? — Voyons si ce n'est pas d'une erreur, d'un moment d'oubli que cette méchante phrase procède :

(Page 225) : « Lorsque la diathèse syphilitique existe déjà, *le perchlorure de mercure est insuffisant.* »

(Page 339): « En dernière analyse et en deux mots, le perchlorure de mercure à faible dose contre les accidents primitifs; le protoïodure à doses un peu plus élevées contre les accidents secondaires.... »

Est-ce assez clair? le mercure seul ne guérit pas; admettons pourtant qu'il guérisse quelque chose, voyons ce que ce pourra être. Cherchons encore :

(Page 412): « On a vu la syphilide la plus nette, la plus manifeste, la moins contestée, résister à toutes les préparations mercurielles connues. »

(Page 415) : « J'ai vu des syphilides superficielles qui ont cédé à l'iodure après avoir résisté au mercure. »

(Page 474) : « Les affections du tissu musculaire, du périoste et des os se manifestent à une époque, où généralement l'organisme est affaibli et peu disposé à tolérer le mercure, lequel, d'ailleurs, a déjà été employé dans le plus grand nombre des cas et même à plusieurs reprises. »

C'est assez, je crois, vous avoir prouvé que le mercure ne réussit pas toujours même à moindrir les accidents secondaires du premier groupe.

Cherchons donc dans un autre auteur, aussi classique que Vidal, et dont nous partageons, sur tous les autres points, les opinions, regrettant d'être en dissidence avec lui sur l'opportunité du mercure : je veux parler de Ricord.

(*Leçons sur le chancre*, page 218) : « Je vous montrerai le mercure merveilleusement efficace dans le premier stade de la vérole, déjà moins puissant contre les symptômes d'un âge plus avancé, puis devenant presque inerte, quelquefois même nuisible en présence des formes ultimes de la diathèse. »

(Page 219) : « Il ne serait pas rare de voir des

accidents tertiaires se produire dans le cours même d'un traitement mercuriel. »

Ainsi donc le mercure a une action sur les premiers accidents (accidents qui guérissent bien sans mercure, d'après Vidal) ; mais il n'empêche pas la vérole de parcourir ses périodes.

Vidal est encore, sur ce dernier point, d'accord avec Ricord :

(Page 344) : « Les syphilides tardives profondes, l'ecthyma à grosses pustules, certaines syphilides tuberculeuses, sont guéries quelquefois avec une très-grande rapidité par l'iodure de potassium, surtout quand le mercure a déjà été employé. »

On a employé le mercure ; des accidents paraissent pourtant, graves, profonds, nécessitant le recours à l'iodure de potassium ; conclusion : le mercure n'a pas prévenu, il n'a pas guéri ces accidents.

J'admets maintenant que ce métal ait une action sur le premier groupe des accidents secondaires, qu'il les fasse disparaître, si vous voulez; voyons à quel prix il y parviendra, s'il ne faut pas préférer une simple incommodité aux dangers du traitement.

M. Cazenave donne le mercure (protoïodure) jusqu'à 5, 10, 15 et 20 centigrammes par jour.

(Ricord, *Leçons sur le chancre*, page 219) : « Six mois de traitement mercuriel, » et (page 209 *en note*) : « M. Ricord commence par administrer une de ces pilules, chaque soir, quelques heures après le dernier repas. — Lorsque la dose doit être augmentée, il fait prendre une pilule le matin et l'autre le soir, etc. » Et ces pilules contiennent chacune 5 centigrammes, *un grain* de protoïodure de mercure !

Voyons ce que M. Devergie en pense (*maladies de la peau*, p. 716) : « On se rappelle l'abus qu'on faisait autrefois du mercure. Commençant son administration par *un demi-grain*, on l'élevait successivement *jusqu'à 2 grains* par jour dans quelques cas. Qu'arrivait-il ? On voyait surgir des salivations abondantes ; alors on faisait des traitements incomplets ; ou bien, par la dose et la durée d'un pareil traitement, on jetait bientôt le malade dans un état très-prononcé de marasme et de dépérissement. On signalait, à cette époque, la phthysie comme la conséquence commune de l'usage des préparations mercurielles ; plus tard, la grande généralité des accidents tertiaires, exostoses, caries, ulcérations profondes, a été regardée, ET, il faut le dire, AVEC RAISON, comme une conséquence de cet abus. »

Voilà, messieurs, l'aveu sorti de la bouche d'un homme qui emploie tous les jours le mercure, mais à faible dose, dit-il.

Vidal reconnaît aussi les dangers du mercure ; il décrit les accidents que ce médicament occasionne : la salivation, les ulcères de la bouche, la carie des mâchoires, la chute des dents, la gangrène de la langue et des gencives, la diarrhée, le tremblement mercuriel, des paralysies diverses, etc. (1).

---

(1) Nous avons cru à propos de rapporter ici une observation dans laquelle nous trouverons rassemblés la plupart des accidents causés par le mercure.

Le nommé Louis ...., âgé de treize ans, se présente à nous le 14 avril dernier. Il a été blessé le 2 du même mois au coude gauche par une scie; les ganglions de l'aisselle se sont engorgés; un médecin a fait faire des frictions avec l'onguent napolitain : on en a employé 2 onces 1|2 (75 grammes) en douze jours, ce qui représente 3 grammes de mercure par jour. Voici l'état dans lequel nous avons trouvé cet enfant :

Il ne peut marcher sans appui, les jambes vacillent; les bras sont agités par de petites secousses, surtout lorsqu'on les lui fait porter à la tête; la face est pâle; les paupières boursoufflées; les gencives gonflées, saignantes, ulcérées en deux ou trois points; le volume de la langue est considérablement augmenté; les amygdales ainsi que tout le fond de la bouche sont d'un rouge violacé; l'enfant refuse les

Et tout cela, pourquoi? pour faire disparaître, peut-être un peu plus vite, et encore est-ce contestable, les accidents secondaires de premier groupe, qui guérissent parfaitement abandonnés à eux-mêmes, M. Vidal l'a reconnu déjà.

Voyez pourtant l'obstination qu'il met à faire absorber du mercure : vous ne trouverez pas une page de son livre où il ne le prescrive : chaudepisse, chancres, végétations, bubons, tout cela, chez lui, implique la nécessité d'un traitement mercuriel, car pour lui tout cela *peut être* syphilitique ! Ainsi donc, parce *qu'il peut se faire* que vous soyez sous le coup de la vérole, vite, vite du perchlorure ou de l'onguent mercuriel : si vous n'êtes nullement malade, vous verrez venir les accidents du mercure. Ma foi, tant pis! — Il s'en lave les mains et vous dit d'un ton tout à fait

---

boissons à cause de la douleur que produit leur passage sur ces surfaces enflammées ; sur les cuisses et au côté droit du cou on trouve deux larges plaques de vésicules, de la grosseur d'un grain de millet et très-douloureuses ; l'haleine est extrêmement fétide ; la salivation abondante ; depuis trois jours le petit malade tousse beaucoup ; il respire avec peine et paraît essoufflé, il a eu ce matin quelques accès convulsifs ; il n'a pas uriné depuis trois jours. Au moment où nous écrivons ces lignes (25 mai) son état s'est amélioré, mais le tremblement persiste toujours, ainsi que la toux et la faiblesse générale.

convaincu : ce que vous aviez aurait pu déterminer les symptômes de la vérole ; nous vous avons donné du mercure, et, vous le voyez, cela les a prévenus, les a empêchés d'arriver ! M. Vidal croyait donc au moins à deux sortes de syphilis, l'une accessible au mercure, l'autre inattaquable par ce médicament.

Nous avons déjà démontré que les maladies vénériennes qui guérissaient pendant l'emploi du mercure n'étaient pas syphilitiques ; Vidal en convient : *il en est qui ne sont pas suivies de vérole, dit-il, sans traitement aucun* ; c'était à celles-là qu'il avait affaire dans les cas où il attribue la guérison au mercure.

Ne croyez pas, cependant, que M. Vidal donnait du mercure à ses malades non vénériens ; il n'allait pas aussi loin : il fallait qu'il supposât au moins quelque antécédent douteux, louche à ses yeux, pour cela ; mais aussi alors il ne faisait pas de grâce. C'est lui qui écrit pourtant quelque part :

(Page 314). « Il vaut mieux, si le malade le peut, qu'il se frictionne lui-même ; dans le cas contraire, on aura recours à un aide *dont la main sera couverte par un gant mince ou une vessie, afin qu'il n'absorbe pas une portion du médicament.*

C'est que l'aide n'est pas soupçonné : le patient est PEUT-ÊTRE vérolé, lui ; pourquoi craindre ? — Mais, c'est assez sur ce sujet.

Terminons par une citation peu consolante de Ricord (*Leçons sur le chancre*, page 160) :

« M. Cazenave, et beaucoup d'autres encore, pensent que la diathèse (la vérole), une fois établie, ne se détruit plus. Quant à moi, pour *avoir* à mon tour *constaté cette triste vérité*, je n'en conclus pas cependant à l'incurabilité absolue de la vérole. Je me demande si la vérole ne *pourrait* pas guérir, etc. »

Et plus bas :

« Aucun fait n'est venu, jusqu'à ce jour, nous démontrer l'extinction de la diathèse. »

Que M. Ricord essaie de s'abstenir du mercure et il trouvera ces faits qu'il a cherchés en vain ; il verra la vérole s'user en manifestations extérieurs, et des pères et des mères vérolés donner plus tard le jour à des enfants parfaitement sains !

Arrivons au traitement qui, d'après nous, peut permettre d'arriver à ce résultat.

TRAITEMENT DE L'AUTEUR.

A l'instant même on me demandait comment je traitais les maladies syphilitiques, si je n'employais pas le mercure. J'exposai brièvement ce que je vais développer ici, prenant le chancre au début, suivant la syphilis dans ses manifestations.

Si l'ulcère n'est pas induré encore, je puis, en le détruisant, tuer le mal sur place, car il n'a pas encore pénétré dans le sang, puisque l'infection générale se manifeste immédiatement par l'induration du chancre. Je pratique donc une cautérisation assez profonde pour détruire les tissus qui ont subi une altération morbide et dans lesquels le virus est encore enseveli ; j'y parviens par l'application d'une pâte composée d'acide sulfurique et de poudre de lycopode ; au bout de quelque temps, cette pâte se dessèche et forme sur le chancre une croûte noirâtre, qui tombe du huitième au quinzième jour, en laissant à sa place une plaie simple, comme une brûlure, parfois presque complètement cicatricée. Il est rare que je sois obligé de recommencer la cautérisation.

Si le chancre est déjà induré lorsqu'on me le présente, je suis encore la même pratique ; mais il arrive plus fréquemment que la première cautérisation ne suffit pas. J'ai pour but, dans ce cas, de changer une plaie chancreuse en une plaie simple, à tendance à la cicatrisation ; mais ici je ne puis plus espérer prévenir l'infection générale, car elle est déjà produite.

Nous voilà tranquille du côté du chancre. Qu'allons-nous faire pour traitement général ?

Rien !

Comment, rien ? — Non, absolument rien ; et je vais vous prouver que j'ai mes raisons pour en agir ainsi : le mercure retarde l'apparition des accidents secondaires, je ne le nie pas ; — nous avons vu qu'il ne les prévenait pas. Qu'arrive-t-il alors ? — Au lieu de paraître vers le 35e jour, ces accidents ne se montrent que vers le 150e ou le 200e. — Soyons plus généreux, admettons qu'ils soient supprimés complètement par le mercure. Au bout d'un temps plus ou moins long, un an, deux ans, dix ans même, le malade qui n'avait plus rien vu, qui se croyait guéri, — j'ai, dans ma pratique, un cas absolument semblable : c'est son histoire que je vous raconte, — éprouve quelques maux de gorge, puis des ulcères profonds envahissent toute la bouche, le gosier; des tubercules se développent sur la langue et s'ulcèrent aussi; enfin les symptômes secondaires de deuxième groupe se montrent parfaitement caractérisés. — Pendant ce temps, le malade s'est marié avec la permission de son médecin : aujourd'hui sa femme et un enfant — qui lui reste sur trois — sont atteints d'accidents secondaires tardifs!

Ce malade avait pris, pendant quatre mois, des pilules de Dupuytren. — N'est-ce pas un bien grand abus de confiance de la part du mercure?

Laissons donc la vérole aller son cours; laissons-là s'user par des poussées successives, à moins que les accidents ne présentent de la gravité. Nous avons vu que ceux accessibles au mercure, le premier groupe d'accidents secondaires, n'offraient jamais rien de grave; nous n'aurons donc pas lieu d'agir contre eux.

Il arrive fréquemment que la vérole, sans aucun traitement, ne détermine pas d'accidents secondaires de deuxième groupe, qu'elle s'épuise en poussées successives de premier groupe ou qu'elle passe aux accidents tertiaires.

Pourquoi ne vous ai-je pas décrit ces sortes

d'accidents (tertiaires)? le voici : cet opuscule n'a été écrit que pour vous mettre en garde contre le mercure ; or, il est peu de médecins qui emploient encore ce métal contre ces sortes d'accidents ; je n'aurais donc pas à vous en parler : je vous en dirai cependant quelques mots. Réglons d'abord le compte des accidents secondaires de deuxième groupe, qui offriront de la gravité.

Le traitement sera local ou général : Ainsi on cautérisera les ulcères qui se présenteront d'emblée ou à la suite de pustules, tubercules, etc., avec une solution de chlorure de zinc concentrée, à des intervalles plus ou moins éloignés, selon la gravité du mal.

Le traitement général sera singulièrement simplifié, nos adversaires étant généralement d'accord avec nous sur ce point. Ainsi Vidal de Cassis :

« (Page 344), les syphilides tardives profondes, l'ecthyma à grosses pustules, certaines syphilides tuberculeuses sont guéries quelquefois avec une très-grande rapidité par l'iodure de potassium. »

Mais Vidal tient néanmoins au mercure ; voyez percer le bout de l'oreille, dans ces mots qu'il ajoute « surtout lorsque le mercure a déjà été employé. » Il ne peut pas nier l'évidence. Paûvre mercure qui n'a pas su guérir, il te faut une fiche de consolation : on te l'accorde !

M. Puche, toujours d'après Vidal, donne aussi l'iodure de potassium, contre les syphilides tardives et les symptômes tertiaires.

Il en est de même de MM. Ricord, Cazenave et Devergie.

On le voit, il y a sur ce point unanimité : c'est chose rare en médecine.

On commence généralement par donner l'iodure à la dose de 1 gramme ; nous augmentons de 50 centigrammes tous les cinq jours, jusqu'à ce qu'il y ait amélioration des accidents ; nous nous arrêtons à la dose qui a produit ce bon effet, jusqu'à disparution des symptômes inquiétants, pour cesser ensuite le médicament, quitte à le reprendre si l'indication s'en représente.

Nous voyons ainsi la vérole parcourir toutes ses périodes : nous savons à quel point elle en est ; ceci est important, car, sachez-le, elle ne revient jamais sur ses pas ; ainsi on ne voit jamais des symptômes secondaires de premier groupe, revenir après des accidents de deuxième groupe.

Nous sommes heureux d'être, sous un point

de vue du traitement, d'accord avec un éminent praticien, M. Diday, de Lyon, qui, lui aussi, laisse la vérole marcher tranquillement, tant qu'elle garde des allures peu inquiétantes.

Nous regrettons d'avoir des opinions contraires aux siennes sur l'opportunité du mercure ; mais nous nous sommes assez étendus sur ce sujet.

Nous sommes donc complètement de son avis lorsqu'il dit (*nouvelles doctrines sur la syphilis*, page 307) : « La phase tertiaire, — dans l'évolution libre du mal, ne vient qu'en deuxième lieu : mais, *quand elle vient !* car elle peut manquer, elle manque souvent. Et la phase secondaire, alors, représente à elle seule le cours entier de l'affection. Souvent..... tout se borne là. Après plusieurs poussées de même nature, de même force (tubercules muqueux, éruption exanthématique ou papuleuse), le virus graduellement est éliminé, l'aptitude à de nouvelles manifestations s'éteint ; enfin la cure est réalisée ; elle est définitive, bien qu'elle ait été spontanée. »

Résumons-nous : si les poussées d'accidents secondaires de même groupe arrivent à des distances de plus en plus éloignées, sans augmenter de gravité ou bien même diminuant d'intensité :

laissez aller, attendez, tout finira bien. Mais il n'en sera pas de même si vous voyez arriver les accidents tertiaires graves, alors il faudra combattre. Esquissons ces accidents. Nous continuerons ensuite le traitement.

ACCIDENTS TERTIAIRES DE LA SYPHILIS.

La maladie jusqu'ici n'a porté ses ravages que sur les parties périphériques du corps, la peau et les muqueuses. Elle gagne maintenant les organes profonds. Le tissu cellulaire, les muscles, les os sont envahis par des concrétions indurées ; ils sont comme engorgés par une matière solide. On trouve alors des tumeurs qui peuvent aller jusqu'au volume d'une noix, dures d'abord, puis devenant molles et finissant par s'ulcérer et détruire la peau : Il en résulte des plaies qui laissent écouler une matière sanieuse. On peut trouver ces tumeurs dans l'épaisseur de la langue, du voile du palais, des muscles.

Les os et leur enveloppe (périoste) sont aussi le siége de tumeurs syphilitiques, auxquelles on a donné le nom d'*exostoses*. Elles surviennent habituellement à la suite d'une inflammation de l'os. Elles se présentent au toucher sous la forme de petites bosselures qu'on trouve sur les os peu profonds, ainsi sur le tibia (os de la jambe). Elles peuvent se terminer par la *carie* et la *gangrène* des os, qui sont aussi des formes sous lesquelles se présentent les accidents tertiaires, indépendamment des exostoses. Alors il s'établit des plaies qui donnent passage à une plus ou moins grande quantité de pus, et même à des portions d'os détachées par la gangrène.

Le foie, le cœur (Ricord), les poumons peuvent aussi être le siége de tumeurs syphilitiques. Mais dans les lésions de ces viscères, le médecin seul peut reconnaître (ou plutôt deviner), un caractère syphilitique.

Quoi qu'il en soit, le traitement des accidents tertiaires sous quelque forme qu'ils se présentent, sera toujours le même : l'iodure de potassium en fera la base, concurremment avec les préparations de fer et les substances dites dépuratives.

Voici de quelle manière nous administrons ces médicaments à l'adulte, de force ordinaire :

SIROP DÉPURATIF IODURÉ.

Rob de sureau, 60 grammes.
Extrait de douce amère, 10 grammes.
Extrait de fumeterre, 2 grammes.
Extrait alcoolique de daphné mezereum, 10 centigrammes.
Iodure de potassium, 12 grammes.
Sirop simple, 100 grammes.
Sirop de salsepareille composé, 420 grammes.

f. s. a.

Chaque cuillerée à bouche de 15 grammes contient donc 25 centigrammes d'iodure de potassium; on commencera par en prendre quatre par jour, deux le matin et deux le soir, au moment le plus éloigné possible des repas. — Cette quantité de sirop doit durer dix jours. — Au bout de ce temps on emploiera le même sirop auquel on ajoutera 6 grammes d'iodure de potassium — le vingtième jour on en ajoutera 12 grammes et ainsi de suite, on augmentant de 6 grammes la dose précédente d'iodure.

Il est rare qu'on soit obligé de dépasser 50 grammes, c'est-à-dire 5 grammes par jour, quoique des praticiens éminents aillent jusqu'à 25 et 30 grammes par jour. Nous croyons que cette quantité est exagérée.

De toutes les préparations de fer, le protoïodure est celle que nous préférons. On pourra faire usage des pilules de Blancard, ou de celles que nous faisons faire, d'après une formule particulière, et qui sont complètement inaltérables. Ces pilules seront prises de deux à quatre chaque jour, au moment des repas.

Depuis quelque temps nous nous servons avec le plus grand succès, dans les maladies de la peau, d'origine syphilitique et offrant de la gravité, d'une substance nouvellement introduite dans la pratique médicale et encore peu connue : l'hydrocotyle d'Asie. Voici comment nous l'administrons.

TISANE D'HYDROCOTYLE.

Feuilles d'hydrocotyle, 8 grammes.

Faites infuser dans un litre d'eau bouillante ; à prendre dans la journée.

Nous donnons en même temps les pilules suivantes :

PILULES D'HYDROCOTYLE.

Extrait d'hydrocotyle, 2 grammes 50 centigrammes.

Miel, 5 grammes.

Poudre de guimauve, quantité suffisante pour faire 100 pilules, dont on prendra d'abord 1 pendant les 3 premiers jours ; 2 le 4e ; 3 le 7e ; 4 le 10e ; 5 le 13e ; 6 le 16 ; 7 le 19e; et enfin 8 le 22e jour et s'arrêtant à cette dose que l'on continuera jusqu'à guérison des accidents.

(Ces pilules ne peuvent être délivrées que sur ordonnance du médecin.)

Quelquefois nous associons l'hydrocotyle au sirop dépuratif ioduré, et nous nous en trouvons très-bien.

Nous ne prétendons pas donner, dans un opuscule aussi abrégé, toutes les règles à suivre dans le traitement des maladies syphilitiques : ce sont seulement des jalons que nous avons posés sur la route de la thérapeutique ; pour compléter, nous devons mentionner encore les préparations d'or que nous employons assez fréquemment, et en particulier les pilules d'or et de sodium dont voici la formule :

Chlorure d'or et de sodium, 0,5 décigrammes.

Fécule de pommes de terre, 0,2 décigrammes.

Gomme arabique, 4 grammes.

Eau distillée, quantité suffisante.

Faites 100 pilules. — En prendre 1 chaque jour pendant 10 jours, puis 2 et continuer à cette dose, aussi longtemps qu'il sera nécessaire.

APPENDICE SUR LE CHANCRE SIMPLE.

Peut-être me reprocherez-vous de ne vous avoir pas parlé du traitement du chancre simple; je viens au devant de votre désir, un peu tard peut-être : mais mieux vaut tard que jamais.

Lorsque l'ulcère n'aura pas encore acquis une étendue très-considérable, on devra le cautériser de la même manière que le chancre induré, dans le même but, celui de changer une plaie ulcérée en une plaie simple.

Mais si le chancre avait des tendances envahissantes très-graves, il conviendrait de le panser trois ou quatre fois par jour avec la solution suivante :

Tartrate de fer et de potasse, 20 grammes.
Eau distillée, 100 grammes.

On fera en même temps usage des pilules de fer, à l'intérieur.

Quoi qu'il en soit, après la cautérisation sulfurique, ou les lotions tartaro-ferriques, lorsque le chancre commencera à se cicatriser, on devra le laver le plus souvent possible, avec du vin aromatique pur.

Nous ne saurions proscrire assez énergiquement les pansements des chancres avec des corps gras, et surtout avec la pommade mercurielle dite onguent gris ; la plupart des vastes ulcères que nous voyons journellement, ont été traités par cette méthode. Il en est de même des cautérisations au nitrate d'argent (pierre infernale) : Elles ne pénètrent pas assez profondément et n'ont d'autre effet que d'irriter lès parties et de disposer à des bubons ; nous pouvons dire avec assurance que sur *dix* personnes qui nous arrivent avec des bubons prêts à suppurer, ou en voie de suppuration, *neuf* ont vu cautériser leurs chancres avec le nitrate d'argent !

TRAITEMENT DES BUBONS.

Voyons maintenant quel sera le traitement des bubons. Lorsque le malade porteur d'une chaudepisse ou d'un chancre, sentira dans l'aine une grosseur se développer, devenir douloureuse, il devra faire d'abord des onctions avec la pommade suivante :

Iodure de soufre, 5 grammes.

Axonge, 60 grammes.

puis, la nuit, poser un cataplasme de farine de lin sur l'endroit malade ; si malgré cela, la tumeur continue à se développer, on apposera dans son voisinage une douzaine de sangsues, après lesquelles on mettra un cataplasme qu'on laissera une heure, puis on pansera avec de la charpie.

Si malgré ces moyens le bubon croit toujours, c'est qu'alors on aura affaire à un chancre simple intérieur, qui devra nécessairement se faire jour au dehors. On devra, dans ce cas, réclamer l'intervention d'un homme de l'art, qui seul sera à même de décider l'époque à laquelle il conviendra d'ouvrir l'abcès ; quant à nous, nous préférons ne pas attendre trop longtemps, car, plus l'ouverture a été faite promptement, plus la guérison est rapide.

C'est à dessein que nous n'avons pas parlé du traitement des chancres qui siégent dans l'intérieur du canal : un médecin expérimenté peut seul les reconnaître, et c'est à lui seul qu'en doit être confié le traitement.

DES VÉGÉTATIONS.

On entend par ce mot des excroissances, des espèces de verrues que l'on voit survenir ordinairement à la suite des maladies vénériennes.

Il est maintenant reconnu par les hommes les plus compétents, qu'elles n'ont rien de spécifique, de virulent, de contagieux. Ce sont de véritables poireaux siégeant sur les parties génitales, et développés sous l'influence de l'rritation causée par le pus blennorrhagique, ulcéreux, l'abus du coït, la masturbation, etc.

Nous ne nous y arrêterons pas davantage : qu'il vous suffise de savoir qu'un coup de ciseaux vous en débarrassera promptement, si vous ne préférez l'usage de la poudre suivante qui les fera disparaître en peu de jours, sans la moindre douleur.

POUDRE ESCHARROTIQUE :

Sabine pulvérisée, 5 grammes.
Sulfate de cuivre, 3 grammes.

DE L'ORCHITE.

(CHAUDEPISSE TOMBÉE DANS LES BOURSES.)

Il arrive fréquemment dans le cours d'une chaudepisse, que le testicule ou le cordon vienne à s'enflammer : c'est alors tout simplement une extension de l'inflammation du canal. Nous avons déjà dit que cette chaudepisse n'était pas virulente : il s'ensuit que l'orchite ne l'est pas plus qu'elle ; ainsi donc il n'y aura pas de traitement général à faire subir ; et pourtant que de médecins donnent encore le mercure dans ce cas ! Il suffit pourtant de moyens très-simples pour guérir cette complication : « Le repos est le meilleur moyen de traitement auquel on puisse avoir recours » (Ricord), — ou l'emploi d'un bon suspensoir, ajouterai-je. Dans les cas graves, on devra pourtant recourir à l'emploi des sangsues, sur le trajet du cordon, et cela, lorsque la douleur sera considérable, lorsqu'il y aura beaucoup de gonflement ; plus tard on devra faire des onctions avec la pommade iodo-soufrée, qui fera disparaître peu à peu l'engorgement, qui persiste après la disparution de l'inflammation.

J'ai dit à dessein : « dans le cours d'une chaudepisse, » en parlant de l'espèce d'orchite qui précède, car il existe une autre variété de tumeur testiculaire. Celle-ci ne se montre jamais dans le cours d'une chaudepisse, qui n'a pas été précédée de chancres ou qui n'est pas due à des chancres ; elle n'est pas douloureuse ; toute la maladie ne consiste qu'en un gonflement du testicule, sans que le cordon soit envahi ; enfin elle paraît constamment après d'autres accidents secondaires, et fait elle-même partie de ces accidents. Au reste, le traitement employé dans ce cas, et qui réussit constamment, prouve surabondamment ce que j'avance : L'iodure de potassium guérit très-promptement cette sorte de maladie, tandis qu'il est impuissant contre l'autre variété d'orchite.

Ainsi donc, le traitement général que nous avons institué contre la vérole, réussit admirablement dans ce cas, nous n'y reviendrons pas.

DE LA CONTAGION DES MALADIES VÉNÉRIENNES.

Il nous reste maintenant une grande question à aborder : celle de la contagion des maladies vénériennes.

Contagion de la chaudepisse. Posons deux questions :

1° *La chaudepisse reconnaît-elle toujours pour cause une chaudepisse ?*

Les divisions que nous avons établies en traitant de cette maladie, ne laissent pas de doute sur ce point. Evidemment, non : il n'est pas nécessaire qu'une femme soit porteur d'une chaudepisse pour la donner à un homme : les flueurs blanches, le sang des règles, l'abus du coït peuvent parfaitement remplir l'office du pus blennorrhagique ; bien plus, un homme, vierge de tout commerce avec les femmes, peut être atteint de chaudepisse et cela par le seul usage de certaines substances, telles que les asperges, les moules, l'abus de la bière, la masturbation, etc.

2° *Jusqu'à quelle époque l'écoulement blennorrhagique est-il contagieux.*

Répondons en deux mots : lorsque l'écoulement sera purulent, blanchâtre, abstenez-vous, ou au moins urinez immédiatement auparavant, pour balayer le canal.

Peut-être sommes-nous trop indulgent et devrions-nous proscrire complétement la fréquentation des femmes aussi longtemps qu'un écoulement persiste ; mais on nous traiterait de Cassandre !..... et l'on n'en ferait pas moins à son gré... à quoi bon alors ?

2° Contagion du chancre simple.

1re proposition : *Le chancre simple donne le chancre simple et ne provient que d'un chancre simple.*

2e proposition : *Le pus du chancre simple peut être inoculable à toutes les périodes, et par conséquent, le coït ne peut, dans aucun cas, être permis à une personne porteur de chancres simples.*

Ces propositions sont assez claires et n'ont pas besoin de commentaire.

3° Contagion du chancre induré.

1re proposition : *Le chancre induré donne le*

chancre induré et provient lui-même, sans exception, d'un chancre induré.

2e proposition : *Il est très-difficile d'établir le moment ou le pus d'un chancre induré cesse d'être inoculable, et par suite, tous les rapports sexuels doivent être interdits.*

4° Accidents secondaires. Distinguons deux cas :

Les accidents siégent sur les parties génitales ou sur un autre point du corps.

En général, les accidents secondaires ne sont pas contagieux, mais :

1° S'ils siégent sur les parties génitales, ils pourront fournir un pus, qui agira comme corps irritant simple et déterminera des chaudepisses : on devra défendre le coït.

2° S'ils siégent sur un autre point du corps, on pourrait permettre le coït ; mais :

Les accidents secondaires ne se gagnent pas par contact, mais ils se transmettent du père à l'enfant qu'il engendre, et par l'intermédiaire de cet enfant, à la mère qui le porte dans son sein.

Ainsi, s'il n'y a pas d'enfant pour résultat du coït, la femme n'a rien à craindre des rapports qu'elle a ou qu'elle a eus avec un homme porteur d'accidents secondaires; ainsi, nous donnons en ce moment nos soins à un homme atteint depuis deux mois d'accidents secondaires consécutifs a un chancre induré qui ne mit que dix-neuf jours à se cicatriser; la femme de cet homme est enceinte depuis quatre mois : nous lui permettons d'avoir des rapports avec elle, quitte à les lui défendre après l'accouchement de sa femme, si nous ne le croyons pas entièrement guéri.

Ainsi dans le cas d'accidents secondaires, tous rapport sexuels *canoniques* doivent être interdits : on ne procréerait que des enfants malades, qui souvent même ne viendraient pas à terme; et, lorsque ces accidents siégent sur les parties génitales, tous rapprochements, *canoniques ou non*, doivent encore être défendus.

Nous ne pouvons nous étendre davantage sur ce sujet : on comprendra pour quelles raisons.....

DE L'INOCULATION EN SYPHILIOLOGIE.

Il n'est personne de vous qui ne connaisse la vaccine : on prend une gouttelette de pus sur un bouton de vaccin, on fait une petite plaie, avec la pointe de la lancette chargée de ce pus, sur la peau de la personne qu'on veut vacciner, et sur ce point il se développe un bouton identique à celui qui a fourni le virus.

Voilà ce que l'on fait aussi en matière vénérienne, dans un des buts suivants :

1° On veut savoir si une chaudepisse est simple ou chancreuse : pour cela on en inocule le pus ; alors il arrivera que la petite plaie d'inoculation se cicatrisera à la manière ordinaire, et on aura affaire à une simple inflammation ; ou bien il se développera un ulcère, qui sera simple ou induré, et dans ce cas, on pourra, avec certitude, dire que la chaudepisse est due à la présence d'un chancre, simple ou induré, dans le canal.

On comprend que pour obtenir un résultat tout-à-fait certain, l'inoculation devra être faite à un moment où le pus du chancre sera encore virulent, dans les quinze premiers jours de la maladie environ ; plus tard, à moins qu'on obtienne une ulcération de l'inoculation, on ne pourra plus être aussi affirmatif ; car le chancre pourra parfaitement exister et ne plus fournir que du pus simple, non contagieux.

2° Lorsque le malade ne peut découvrir le

gland, on inoculera encore afin de reconnaître, comme dans le premier cas, la nature de la maladie.

3° Lorsque l'on sait à quelle espèce de chancre on a affaire, on essaie encore l'inoculation, afin de reconnaître si le pus a encore des propriétés virulentes, s'il est toujours contagieux, et s'il est permis d'autoriser des rapports sexuels. Quant à nous, nous faisons toujours attendre la parfaite cicatrisation des ulcères (excepté dans des cas tout-à-fait exceptionnels), avant de permettre le coït aux malades, et dans leur intérêt et dans celui de la femme.

L'inoculation se pratique généralement sur une des cuisses ; mais nous, nous préférons la faire sur un point du prépuce, qui reste toujours accessible, à la face inférieure de la verge. On obtient promptement la cicatrisation du petit ulcère qu'on a produit et on sait à quoi s'en tenir sur le sort du malade, ce qui n'est pas peu de chose, comme nous l'avons déjà dit.

Notre tâche est à peu près remplie; nous croyons vous avoir suffisamment démontré l'inutilité du mercure, dans le traitement des maladies vénériennes et vous avoir rapidement donné les règles à suivre pour combattre ces terribles maladies.

Afin de résumer en peu de mots ce que nous avons avancé, nous allons vous poser, sous forme d'aphorismes, les propositions qui ont fait l'objet de notre travail :

1° La chaudepisse n'est pas virulente : elle n'entraîne jamais d'accidents secondaires après elle.

2° Le chancre non induré n'est pas virulent : il n'est jamais suivi d'accidents consécutifs.

3° Les végétations ne sont pas virulentes.

4° Le chancre induré est fatalement suivi de la vérole (accidents secondaires et tertiaires).

5° Le bubon qui devient volumineux, douloureux, mais ne suppure pas, n'est dû qu'à une inflammation. S'il suppure, le pus n'est pas inoculable.

6° Le bubon suppurant, à pus inoculable, est dû au chancre simple.

7° Le bubon du chancre induré n'est pas douloureux, il ne suppure pas ou bien le pus n'est pas inoculable.

8° Le mercure ne guérit pas la vérole, il ne la prévient pas ; il fait seulement disparaître les premiers accidents secondaires, qui sont insignifiants, pour laisser éclater avec plus de violence ceux qui doivent survenir par la force de la maladie, qui doit accomplir toutes ses périodes : ainsi le mercure est inutile.

9° La chaudepisse, le chancre simple, les végétations, s'accroissent sous l'influence du mercure et deviennent extrêmement rebelles aux moyens rationnels de traitement.

10° Toutes les causes irritantes peuvent produire la chaudepisse.

11° Le chancre simple provient toujours du chancre simple.

12° Le chancre induré est toujours produit par un chancre induré.

13° L'orchite qui survient avant le 60e jour de l'existence d'une maladie vénérienne, n'est qu'une inflammation du testicule.

14° Le gonflement non douloureux du testicule n'arrive jamais avant le 60e jour : c'est un accident secondaire de deuxième groupe.

15° Les accidents secondaires ne sont pas inoculables ; mais le père les transmet à ses enfants qui les passent à leur tour à leur mère, pendant qu'elle les porte dans son sein, de sorte qu'elle pourra les communiquer aux enfants qu'elle aura dans la suite.

Là se termine notre tâche : Il ne nous reste qu'à vous donner le moyen de reconnaître le mercure dans toutes les préparations pharmaceutiques que l'on pourra vous prescrire.

Si la préparation est une *pommade*, faites en fondre gros comme une noisette, dans de l'eau bouillante ; mêlez avec soin pendant quelques minutes ; laissez refroidir ; enlevez la graisse qui surnagera ; vous aurez alors un liquide que vous traiterez comme nous dirons tout-à-l'heure.

Si vous avez affaire à des pilules, délayez-en trois ou quatre dans de l'eau ; vous obtiendrez encore un liquide, comme précédemment.

Si enfin la préparation est une liqueur, vous n'aurez qu'à en prendre une certaine quantité (sans manipulations préalables, puisque celles-ci n'ont pour but que de rendre liquides les préparations qui ne le sont pas), vous en prendrez disons-nous, un verre à liqueur, par exemple ; vous y verserez une vingtaine de gouttes d'acide chlorhydrique (esprit de sel), puis autant d'acide sulfurique (huile de vitriol) ; vous y plongerez ensuite un morceau de fer et un morceau de cuivre, que vous y laisserez séjourner pendant 10 minutes. Au bout de ce temps, vous retirerez le morceau de cuivre et l'essuierez avec un linge: s'il a pris une couleur blanchâtre, la liqueur contenait du mercure !

L'essai, vous le voyez, est facile et à la portée de tous. Ainsi, si désormais vous absorbez du mercure, c'est que vous y consentirez pleinement ; mais alors, gare aux regrets !

Sur ce, je vous quitte, en vous souhaitant de tout cœur de n'être jamais obligé d'en venir à vous demander si vous prendrez ou non de ce perfide métal. N'oubliez pas la vieille maxime : « Qui s'expose au danger périra ! »

Mais je crains de prêcher devant des sourds et me retire prudemment, en vous disant : Sans adieu,

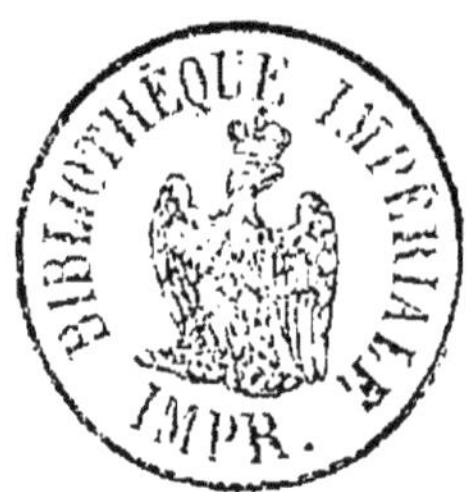

Dr BONNIÈRE.

Wazemmes. Imp. Horemans.

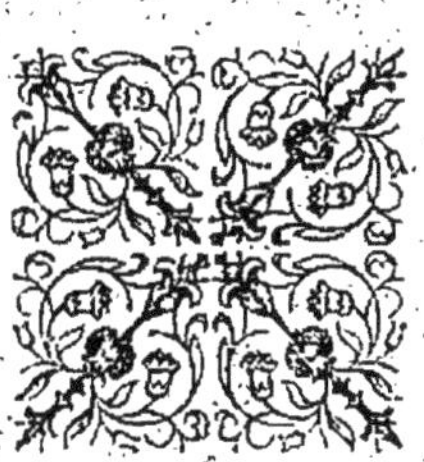

Wazemmes, Imp. Horemans.

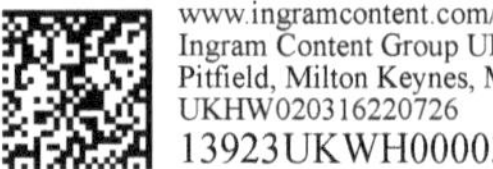

www.ingramcontent.com/pod-product-compliance
Ingram Content Group UK Ltd.
Pitfield, Milton Keynes, MK11 3LW, UK
UKHW020316220726
13923UKWH00003B/1191